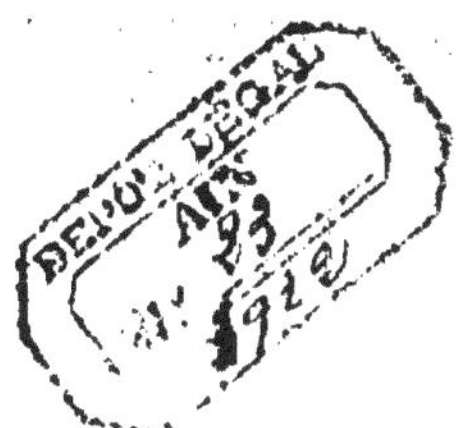

Dr Louis FERRÉ
Médaillé Militaire
Assistant de radiologie
à la
Clinique ophtalmologique de Lyon.

TRAITEMENT
de la
Tuberculose Irienne
par les Rayons X

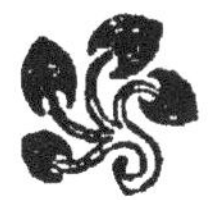

TRÉVOUX
IMPRIMERIE J. JEANNIN
—
1922

TRAITEMENT

DE LA TUBERCULOSE IRIENNE

PAR LES RAYONS X

Dr Louis FERRÉ
Médaillé Militaire
Assistant de radiologie
à la
Clinique ophtalmologique de Lyon.

TRAITEMENT
de la
Tuberculose Irienne
par les Rayons X

TRÉVOUX
IMPRIMERIE J. JEANNIN
—
1922

A LA MÉMOIRE DE MON ONCLE

LE DOCTEUR PRUDENCE FERRÉ

A LA MÉMOIRE DE MON FRÈRE

MAURICE FERRÉ

Brigadier téléphoniste au 5e régiment d'artillerie
Médaillé Militaire et Croix de Guerre
Mort pour la France au nord d'Arras, le 20 juin 1915.

A LA MÉMOIRE DE MES AMIS
MORTS AU CHAMP D'HONNEUR

A MON PÈRE ET A MA MÈRE

Je dédie ce travail, *faible témoignage de ma tendresse et de mon infinie reconnaissance.*

A MA TANTE

Dont l'affection fut vraiment maternelle.

A MA SŒUR ET A MON BEAU-FRÈRE
Henri CAILLARD
Administrateur de la province de Mytho (Cochinchine)

A TOUS CEUX QUI ME SONT CHERS

A MON PRÉSIDENT DE THÈSE

Monsieur le Professeur ROLLET

Professeur de Clinique ophtalmologique à la Faculté de Lyon
Officier de la Légion d'honneur.

Hommage de notre respectueuse reconnaissance pour l'accueil si bienveillant qu'il nous a toujours réservé dans son service, où nous eûmes l'honneur d'être, pendant plus d'un an, assistant de radiologie dans le laboratoire annexé à sa clinique. Nous le remercions encore de l'honneur qu'il nous fait en acceptant la présidence de cette thèse.

A MON MAITRE

Monsieur le Docteur MALOT

Moniteur de Clinique à la Faculté
Chef du Service de Radiologie à la Clinique ophtalmologique de Lyon.

Il nous a initié à la radiologie et nous a sans cesse guidé de sa haute expérience durant la longue période où nous eûmes l'honneur d'être son assistant. C'est à son enseignement et à ses précieux conseils que nous devons d'avoir pu entreprendre ce travail. Qu'il trouve ici l'expression de notre bien vive gratitude.

A Monsieur le Professeur Agrégé SAVY

Médecin des Hôpitaux
Chevalier de la Légion d'honneur.

Nous nous sommes pénétré, en suivant régulièrement ses leçons cliniques claires et précises au lit du malade, de la toute puissance de l'esprit clinique, vis-à-vis duquel la radiologie n'est qu'un moyen d'investigation des plus précieux pour l'élaboration du diagnostic. Qu'il veuille bien accepter l'hommage de notre très profonde reconnaissance.

A MES MAITRES

DE LA FACULTÉ ET DES HOPITAUX DE LYON

et en particulier :

MONSIEUR LE DOCTEUR MOLLARD

Médecin honoraire des Hôpitaux

Chevalier de la Légion d'honneur.

MONSIEUR LE PROFESSEUR AGRÉGÉ FAVRE

Médecin des Hôpitaux.

A MES JUGES

INTRODUCTION

Ayant eu l'occasion, sous l'inspiration de Monsieur le Professeur Rollet et guidé par la haute compétence radiologique de notre maître, Monsieur le Docteur Malot, de traiter par les rayons X quelques malades atteints de tuberculose irienne, il nous a semblé, d'après les faits cliniques qu'il nous a été donné d'observer, que les résultats obtenus par la radiothérapie sur les tuberculoses oculaires locales dépassaient les espérances ; et, qu'avec les rayons X, nous possédions probablement un des moyens les plus puissants pour lutter contre une affection tenace et grave, vis-à-vis de laquelle les méthodes thérapeutiques les plus diverses n'avaient donné que de médiocres et décevants résultats.

Après avoir exposé succinctement l'histoire clinique de la tuberculose irienne, nous passerons en revue les diverses méthodes thérapeutiques employées jusqu'à ce jour dans le traitement de la tuberculose oculaire.

Puis, nous appuyant sur l'unité aussi bien macroscopique que microscopique des lésions tuberculeuses, nous étudierons l'action des rayons X sur la lésion tuberculeuse élémentaire.

Enfin, après avoir montré la façon dont se comportent les yeux vis-à-vis des radiations rœntgéniennes, nous exposerons notre technique opératoire et rapporterons les quatre observations de malades atteints de tuberculose irienne qu'il nous a été donné de soigner par cette thérapeutique, et nous essayerons d'en tirer quelques conclusions fécondes, prometteuses d'un avenir plus consolant pour ceux qui souffrent et pour ceux qui ont la mission de soulager et de guérir.

CHAPITRE PREMIER

Historique et étude clinique de la Tuberculose irienne.

Dès 1820, Delarue dressait un tableau clinique exact des « Tumeurs granuleuses de l'iris », mais il n'avait nullement pressenti la nature tuberculeuse de ces lésions.

Mackensie, en 1844, les décrit bien sous le nom de tubercules scrofuleux ; « les excroissances charnues de l'iris, écrit-il, sont en général des tubercules scrofuleux », et il en rapporte cinq observations. En 1862 enfin, Arcoléo, dans son opuscule sur la tuberculose oculaire, en donne une description assez floue.

En réalité, c'est à Gradenigo que revient l'honneur d'avoir, en 1868, individualisé la tumeur granuleuse de l'iris comme une lésion tuberculeuse. L'observation de tuberculose de l'iris, avec examens microscopiques à l'appui, qu'il publia en 1869, constitue la première description clinique de tuberculose irienne.

En 1875, Samelsohn, imbu des travaux féconds de

Villemin sur l'inoculabilité de la tuberculose, diagnostique chez une fillette, une tuberculose secondaire de l'iris, sur la détermination tuberculeuse par inoculation à cinq générations de lapins.

Enfin les expériences de Gallenga (de Parme) qui constata la présence des bacilles de Koch dans des préparations faites à l'aide de morceaux de la tumeur excisée, et la constatation de la présence du même bacille dans l'œil inoculé (Alexander), venaient confirmer l'exactitude de la découverte de Gradenigo et donner une individualité précise à la tuberculose irienne.

Cette affection, due à la localisation du bacille de Koch sur l'iris, peut se rencontrer à tous les âges, mais toutefois semble avoir une prédilection marquée pour l'adolescence.

Souvent secondaire, la tuberculose irienne peut également être primitive et constituer même la seule manifestation de la tuberculose chez un individu. Sur ce point, les expériences de Lagrange sont convaincantes : « J'ai pu, plusieurs fois, reproduire expérimentalement la tuberculose du tractus uvéal en injectant une culture de bacilles dans la carotide du lapin. On a ainsi de beaux exemples de tuberculose miliaire de l'iris ».

Cette forme granuleuse simple est la forme la plus fréquente de la tuberculose irienne ; aussi nous arrêterons-nous quelques instants à la décrire, puisqu'elle représente la forme type de l'affection.

L'œil malade présente « des petits nodules d'un blanc grisâtre, un peu rosés et quelquefois légèrement cuivrés » (Panas), richement vascularisés, de deux à trois millimètres de diamètre, apparaissant généralement dans l'angle irido-cornéen. Leur nombre et leur situation sont essentiellement variables. Ces petits nodules arrondis, demi-transparents, siègent dans le corps irien et viennent faire saillie dans la chambre antérieure. L'iris, secondairement, prend de ce fait un aspect bosselé, tomenteux et décoloré. On note l'existence d'exsudats au niveau des parties déclives de la chambre antérieure, mais on n'observe pas de signes nets d'iritis : il n'y a pas ou peu de douleurs, et on ne relève souvent qu'un cercle périkératique insignifiant. La cornée est généralement prise en même temps (contrairement à ce qui se passe dans l'iritis siphylitique), et sur son pourtour apparaissent des nodosités grisâtres qui ne sont autres que des tuberculômes. Il y a ainsi deux périodes : la période de l'évolution de la nodosité (*tuberculose irienne*) et la période de réaction de voisinage (*iritis tuberculeuse*).

Si la lésion évolue, le tubercule gris se caséifie. Cette dégénérescence caséeuse se fait du centre à la périphérie, et se traduit extérieurement par la teinte jaunâtre que prend la granulation. C'est à ce stade que peuvent se produire les hémorragies de la chambre antérieure, hémorragies spontanément résorbables déjà signalées dans la première observation de Gradenigo, et qui sont à l'œil ce que l'hémoptysie est au poumon.

Ainsi donc la forme granuleuse peut se présenter sous deux aspects : granulation grise et granulation jaune. Seule la granulation grise (voir observ. III) semble justiciable de la radiothérapie.

Nous ne ferons que signaler la forme confluente, étudiée par Seillon (Thèse de Lyon, 1905) et la forme abcédée : formes plus sévères d'ailleurs, apparaissant rarement d'emblée, considérées plutôt comme des formes évolutives de la forme granuleuse, et vis-à-vis desquelles le seul traitement rationnel est encore l'énucléation : seul moyen de prévenir la généralisation tuberculeuse à l'organisme, lorsque toutefois l'affection n'est pas bilatérale.

Il nous faut signaler encore une quatrième forme, *non spécifique d'ailleurs*, d'iritis tuberculeuse : l'iritis inflammatoire, forme de début, forme bénigne qui, pour Vignes (Congrès de Rome, 1894), correspondrait à la période d'ensemencement bacillaire et de lutte phagocytique entre le bacille et l'organisme. Cette iritis tuberculeuse inflammatoire étudiée par Fonsagrives (Thèse de Lyon, 1904), se traduit par de simples poussées congestives et exsudatives, avec douleurs, photophobie, troubles visuels, mais on ne trouve pas de granulations.

Cette forme, qui secondairement pourra évoluer vers la forme granuleuse puis conglomérée et abcédée, est tenace et nous semble, ainsi que nous le verrons dans l'observation IV, peu influencée par les radiations X.

Quelle que soit la forme clinique sous laquelle se présente cette affection, le pronostic en est sévère ; car s'il existe quelques rares cas bénins susceptibles de guérison spontanée, il faut toujours redouter l'éventualité d'une marche envahissante des lésions, qui aboutira à la tuberculisation des autres milieux de l'œil, ou à la perforation de la cornée avec fonte purulente de l'œil, ou même qui sera le point de départ d'une granulie généralisée.

Ainsi donc, nous avons dans la tuberculose de l'iris une affection toujours sérieuse où, non seulement la vue du sujet est toujours en jeu, mais encore sa vie elle-même.

Examinons maintenant quels ont été les moyens thérapeutiques employés jusqu'à ce jour pour lutter contre les manifestations oculaires de la tuberculose.

CHAPITRE II

Les méthodes thérapeutiques en tuberculose oculaire.

Avant d'aborder l'étude des méthodes thérapeutiques employées pour lutter contre la tuberculose oculaire, il importe d'insister sur la nécessité d'établir un diagnostic certain de lésion tuberculeuse.

Or, au niveau de l'œil, le diagnostic est gêné et compliqué par l'évidence même des lésions ; et, comme le dit le Professeur Rollet : « si l'on voyait aussi bien les affections des fines bronches que l'on voit les granulations de l'iris et de la choroïde, on décrirait un nombre infini de bronchites »; le diagnostic de phtisie pulmonaire ne gagnerait pas en précision, et il y aurait sans doute une incroyable proportion de tuberculeux.

Ainsi donc, il est certain que beaucoup d'affections oculaires sont rapportées à tort au bacille de Koch, et ce fait explique les résultats si différents que l'on est étonné de rencontrer dans les résultats thérapeutiques publiés.

Les méthodes thérapeutiques les plus diverses et les médications les plus variées ont été successivement employées pour lutter contre la localisation du bacille tuberculeux dans l'œil. Bussy, dans un article très documenté (*Journal de Médecine de Lyon*, avril 1920) et auquel nous emprunterons de nombreux détails pour ce sujet, rattache sous cinq groupes les méthodes thérapeutiques employées en tuberculose oculaire : méthodes chirurgicales, agents chimiques, médications biologiques, tuberculinothérapie, agents physiques.

Nous adopterons cette même classification et étudierons ce que peut nous donner chacune de ces méthodes dans le traitement de la tuberculose irienne.

1° Méthodes chirurgicales.

Si elles donnent d'excellents résultats contre les lésions bacillaires localisées des paupières, des conjonctives, et surtout des voies lacrymales où la technique du Professeur Rollet (ablation du sac en totalité sans cautérisation ni curettage) fait autorité ; il n'en est pas de même pour les tuberculoses du tractus uvéal, ni pour les lésions intra-oculaires contre lesquelles les moyens chirurgicaux sont inopérants, parfois même désastreux ; et si le vieil adage : « la tuberculose n'aime pas le bistouri » a jamais été vrai, c'est bien là qu'il prend toute sa valeur.

L'excision aux ciseaux des tubercules de l'iris (iridectomie), ainsi que les ponctions et drainages de la chambre antérieure sont des procédés abandonnés depuis longtemps. Il reste bien l'énucléation qui préviendra toute possibilité de généralisation tuberculeuse, mais ce n'est qu'un pis-aller, auquel sans doute il faudra parfois avoir recours dans les cas de tuberculose unilatérale, mais après avoir tout essayé pour rendre au malade la possession de la lumière, et qu'il n'y aura bien entendu pas lieu d'envisager si les deux yeux sont atteints, comme dans le cas de notre observation n° 1.

2° Les agents chimiques.

Parmi l'arsenal formidable qu'ils offrent au thérapeute, nul n'a encore pu découvrir le médicament spécifique ; et les enthousiasmes les plus nobles qu'ils ont suscités se sont toujours lamentablement écroulés.

Ces agents chimiques ne sont cependant pas à négliger, et on trouvera en quelques-uns d'entre eux de précieux auxiliaires, qui nous permettront d'être mieux armés pour entreprendre la lutte avec les moyens nouveaux que nous préconisons. Toutefois, ils ne seront jamais que de simples adjuvants, utiles par leur action bienfaisante sur l'état général qui doit toujours être relevé chez un tuberculeux quel qu'il soit, utiles aussi localement lorsque, comme l'atropine, ils nous permettent de lutter directement contre les synéchies.

3° Médications biologiques.

On entend par médications biologiques, celles qui utilisent les métaux colloïdaux, les extraits de glandes à sécrétion interne, les sérums et les vaccins non spécifiques, les liquides albumineux injectables, tels que le lait, le képhir et autres.....

Entrées depuis peu d'années dans la thérapeutique courante, ces médications constituent une thérapeutique touffue et confuse, qui, jusqu'à ce jour, s'est montrée inopérante contre la tuberculose oculaire.

4° Tuberculinothérapie.

C'est elle qui constituait jusqu'à maintenant la meilleure méthode thérapeutique contre la tuberculose irienne. C'est elle qui contient le plus de possibilités, mais malheureusement les graves dangers auxquels elle expose, si on ne la manie prudemment et à très faibles doses, est le plus sérieux des inconvénients à la vulgarisation de son emploi.

Dès 1897, peu après la découverte de la tuberculine par Koch, Zimmermann réussissait par ce moyen à guérir un cas de tuberculose oculaire. Puis, de 1900 à 1908, Von Hippel établit sa méthode (encore pratiquée actuellement) de tuberculinothérapie, basée sur l'emploi des doses très faibles et très longtemps prolongées. Il employa successivement pour ses injections : la lymphe de Koch (toxine diffusible à action générale, sécrétée par le bacille), la tuberculine T. R. de Koch (ne contenant que des principes curateurs), la tuberculine B. E. de Koch (émulsion bacillaire). Sur 243 cas ainsi traités, il aurait eu 75 % de guérisons.

A la même époque, en France, Darier, Rohmer, L. Dor obtenaient également, par la technique de Von Hippel, des succès thérapeutiques en clinique humaine.

Par contre, avec la même technique, des auteurs comme Verhoeff, Augstein, Hertel, Reif obtenaient des résultats beaucoup moins brillants.

Comment expliquer une pareille discordance dans les résultats, sinon par le fait qu'il est très difficile d'établir un diagnostic de tuberculose oculaire certain, et qu'il est bon nombre d'affections de l'œil rapportées à tort au bacille de Koch. Von Hippel, en effet, se basait, pour porter le diagnostic de lésion tuberculeuse, sur les faits suivants : Wassermann négatif, réaction à la tuberculine, amélioration par la tuberculine. C'est, croyons-nous, un criterium bien fragile pour asseoir un diagnostic certain, et plus de la moitié des malades guéris par Von Hippel n'étaient assurément pas des tuberculeux. A ce sujet, nous rappellerons simplement que les meilleurs résultats obtenus par cet auteur se rapportent à des malades atteints de kérato-conjonctivite phlycténulaire récidivante ; or la spécificité de cette affection n'est pas unanimement reconnue, tant s'en faut, même lorsqu'il s'agit de phlyctènes récidivantes !

D'ailleurs en 1909, à Lyon, Rollet et Aurand, en se servant d'une technique irréprochable, ont tenté de guérir des tuberculoses oculaires expérimentales chez le lapin, par la tuberculinothérapie. Après des expériences nombreuses, conduites avec toute la rigueur scientifique, ils en arrivaient à ces conclusions que: la tuberculine, sans être nuisible au lapin, n'a toutefois qu'une action très lente sur l'évolution des tubercules de l'iris, leur régression n'étant hâtée que de quinze à vingt-cinq jours, et qu'en outre dans la totalité des cas, on observait une généralisation plus ou moins discrète au foie.

Enfin, dans le service même de M. le Professeur Rollet, la tuberculinothérapie (puisque c'était la seule arme active dont on disposait) pratiquée suivant la méthode de Von Hippel, sur des tuberculoses oculaires incontestables, n'a donné que d'irréguliers et médiocres résultats.

5° Les agents physiques.

Parmi eux nous n'envisagerons que les plus actifs, à savoir : la chaleur, la lumière, le radium et les rayons X.

Longtemps tenus à l'écart de la thérapeutique oculaire, aucun d'eux n'a encore obtenu droit de cité dans le domaine restreint de la thérapie de la tuberculose oculaire.

La chaleur n'a que des indications extrêmement limitées dans certains ulcères bacillaires des paupières et de la conjonctive.

Quant à la photothérapie, elle est dangereuse, non seulement à cause de l'irritation des milieux antérieurs de l'œil par les rayons ultra-violets (Chalupecky), mais encore à cause d'une action trophonévrotique grave sur la rétine, en raison du peu de tolérance de cette membrane à l'insolation.

La radiumthérapie n'est guère ici dans son milieu. Toute la puissance curative de l'énergie rayonnante du radium est absorbée par la lutte contre le cancer. A part les quelques résultats signalés par Darier (Société d'ophtalmologie de Heidelberg, 1905) et par Koster en 1913, dans l'iritis et les sclérites bacillaires, ainsi que les expériences de Flemming et Krusius (Société d'Opht. de Heidelberg, 1911) sur la tuberculose expérimentale de l'œil, aucun autre essai n'a été tenté.

Restent enfin les rayons X. Si leur emploi est actuellement admis en thérapeutique oculaire, grâce surtout aux travaux de l'Ecole Lyonnaise, sous l'énergique impulsion de M. le Professeur Rollet, avec notre Maître M. le docteur Malot, avec MM. Japiot et Bussy, ils n'avaient pas encore été employés pour le traitement de la tuberculose oculaire. *Le premier cas d'iritis bacillaire traité par les rayons X* est certainement celui traité en février 1920 par le Dr Malot, et dont nous rapportons l'observation (obs. II). A la suite de ce premier essai couronné de succès, Bussy écrivait : « Avec les rayons X nous possédons pro- « bablement un des moyens les plus puissants de « cure des bacilloses du segment antérieur de l'œil. « Nous leur gardons notre foi entière et nous espé- « rons qu'un jour, grâce à une technique mieux « réglée, à une persévérance plus attentive, nous

« obtiendrons la guérison constante des tuberculoses « locales oculaires, et que nous rendrons les yeux « frappés par le bacille de Koch à la possession de la « douce lumière ».

Il s'agissait en effet d'établir une technique tout à fait précise ; et c'est à ce résultat que se sont consacrés les efforts du Dr Malot et de ses assistants : MM. Picot, Cochard, Ramié et nous-même.

Nous pouvons dire qu'aujourd'hui le dosage des rayons se fait d'une façon assez satisfaisante pour que, sans trop d'incertitude dans les résultats et sans crainte dans les risques, on puisse appliquer au malade le traitement efficace, surtout lorsqu'il s'agit d'une lésion aussi bien connue macroscopiquement et microscopiquement que l'est la lésion tuberculeuse.

CHAPITRE III

La lésion tuberculeuse et la radiothérapie. Considérations anatomo-pathologiques.

« La matière tuberculeuse peut se présenter à l'état de corps isolés (granulations) ou d'infiltration (infiltrats et masses caséeuses); mais sous ses diverses formes *elle est toujours une* ». C'est ainsi que dans sa claire synthèse Laennec formulait le dogme de l'unicité de la tuberculose.

Ce dogme admis pendant cinquante ans fut battu en brèche par les anatomo-pathologistes allemands et la dualité des productions tuberculeuses fait à nouveau acte de foi. Mais, dès 1865, la découverte de Villemin sur l'inoculabilité de la tuberculose aussi bien par les produits caséeux que par les granulations grises, reconstitue l'unité proclamée par Laennec. Quelques années plus tard, Köster, en découvrant le follicule tuberculeux, créait l'unité microscopique du tubercule, dont la granulation grise était l'unité macroscopique. Enfin la découverte de l'agent pathogène, par R. Koch en 1882, venait mettre fin aux controverses basées jusqu'alors sur les seuls caractères anatomo-pathologiques : le follicule tuberculeux était bien désormais la lésion élémentaire caractéristique, quel que soit l'aspect macroscopique de la production tuberculeuse.

Histologiquement, ce follicule a la constitution suivante :

1° Au centre, une cellule volumineuse de 30 à 50 μ à plusieurs noyaux et dont le centre est souvent dégénéré : c'est la cellule géante ;

2° Autour d'elle, une couronne de grandes cellules, dites cellules épithélioïdes, provenant à la fois de la prolifération des éléments fixes du tissu (Baumgarten) et d'un appel leucocytaire intense (Yersin et Metchnikoff) ;

3° Plus excentriquement encore, une zone de très nombreuses cellules lymphoïdes : cellules jeunes, éléments embryonnaires qui ne sont autres que des lymphocytes émigrés.

Or, les propriétés biologiques des rayons X utilisées en radiothérapie ont conduit à ce principe qu'un élément cellulaire est d'autant plus radiosensible qu'il est : 1° plus jeune ; 2° en voie ou en puissance de prolifération plus intense. On peut ainsi avoir une action élective vis-à-vis de certains éléments cellulaires.

Si nous revenons maintenant à la constitution du follicule tuberculeux élémentaire ou follicule de Köster, nous y trouvons d'une part des éléments jeunes : les leucocytes et les lymphocytes ; d'autre part des cellules en prolifération active : les cellules épithélioïdes.

On se trouve, par conséquent, dans les meilleures conditions pour avoir une action élective spécifique des rayons X ; la loi de Bergonié et Tribondeau sur la radiosensibilité des tissus « *la radiosensibilité des cellules vivantes est directement en rapport de leur pouvoir karyokinétique et de leur état morphologique moins différencié* », trouve ici toute son application. Les plus beaux espoirs étaient permis, et la lésion tuberculeuse devait fournir un champ immense aux applications radiothérapiques.

Si, pour revenir à notre sujet, nous examinons le mécanisme intime de la lésion tuberculeuse dans l'iris, nous verrons que nous nous trouvons encore en présence des mêmes éléments radiosensibles.

En effet, quelle que soit la façon dont le bacille pénètre dans l'iris, voici, d'après Cornil et Verneuil, comment l'iris réagit : A la suite de l'invasion bacillaire, les cellules fixes du parenchyme vasculaire entrent en karyokinèse ; on a bientôt une prolifération intense des cellules endothéliales des deux membranes limitantes de l'iris, donnant une génération de cellules épithélioïdes qui constituent le nodule tuberculeux, et enfin une infiltration formidable de leucocytes. C'est alors que se forment les granulations tuberculeuses, qui sont ici ce qu'elles sont partout. L'iris en est parsemé et l'on est en présence de la forme miliaire. Mais les tubercules peuvent augmenter, détruire l'iris, franchir le corps ciliaire qui leur oppose cependant une solide barrière, et déterminer un énorme fongus du globe oculaire, comme l'a vu Lagrange, en 1893, sur un œil qu'il a énucléé. Et, comme l'œil n'est pas, ainsi que le prétendait Wecker, « isolé dans sa coque sclérale comme en un vase clos », la lésion tuberculeuse partie de l'iris peut se transmettre aux méninges, ou se généraliser et provoquer une granulie rapidement mortelle.

Ces notions anatomo-pathologiques qui nous font entrevoir la tuberculose irienne sous un jour aussi sombre, nous montrent cependant que la lésion initiale est caractérisée ici comme aux poumons, comme aux ganglions, comme dans toutes les localisations bacillaires, par la présence de la granulation tuberculeuse élémentaire, la cellule géante, le follicule de Köster.

Or si, comme l'a prouvé l'expérience, les rayons X sont contre la majorité des localisations tuberculeuses une arme formidable, ne doivent-ils pas être ici une arme de tout premier ordre. L'obstacle, qui aux poumons a jusqu'ici tenu en échec ou découragé tous les expérimentateurs, n'existe plus. On peut s'attaquer à la lésion dès son apparition, alors qu'elle est encore infime ; car l'œil, du fait de la transparence de ses milieux, nous présente, au point de vue clinique comme au point de vue thérapeutique, cet avantage immense de pouvoir facilement déceler la moindre altération tissulaire, de la voir naître, croître ou guérir.

On pourrait donc s'étonner que rien n'ait jamais été tenté dans ce sens ! Mais, sans parler du septicisme qui trop souvent paralyse les efforts des radiologues dans leurs patientes recherches, ni du crid'alarme poussé contre cet agent thérapeutique accusé des pires méfaits, on comprend le peu d'enthousiasme qu'ait rencontré l'emploi d'une thérapeutique, non sans dangers il faut bien l'avouer, sur un organe aussi noble que l'œil humain. La haute autorité du Professeur Rollet, son esprit clair et novateur, qui, dès 1912, lui fit annexer à sa Clinique ophtalmologique un laboratoire de recherches radiologiques uniquement oculaires, furent la meilleure des garanties et le plus puissant appui qui secondèrent notre Maître, M. le Dr Malot, dans ses essais de radiothérapie oculaire.

Avant d'exposer la technique opératoire de notre traitement radiothérapique de la tuberculose irienne, nous allons essayer de montrer la résistance de l'œil aux rayons X.

CHAPITRE IV

L'œil et les rayons X.

Presqu'au début de l'utilisation des rayons X comme moyen thérapeutique, on chercha à utiliser leur action bienfaisante dans les maladies de l'œil et de ses annexes. Les premiers essais ne furent malheureusement pas couronnés de succès, des accidents leur furent imputés, et le cri d'alarme fut bientôt jeté contre cette panacée invisible qui prétendait guérir tous les maux !

Notons tout de suite qu'on ne doit tenir aucun compte des résultats de ces travaux des premières années, où, avec une technique par trop défectueuse, on faisait un usage inconsidéré de rayons dont on ne connaissait encore ni la nature, ni les propriétés biologiques. La notion des rayons durs et des rayons mous était alors aussi inconnue que la notion du filtrage des rayons, qui est actuellement à la base de la thérapie Rœntgénienne. Aussi, ces premiers travaux n'ont-ils plus pour nous qu'un intérêt purement historique. Toutefois, nous leur devons d'avoir suscité les controverses qui ont peu à peu fait la lumière sur la question des rapports de l'œil et des rayons X.

L'exposé extrêmement complet du docteur Terrien, dans son « Rapport à la Société Française d'ophtalmologie », en 1919, constitue en quelque sorte le résumé doctrinal de la radiothérapie oculaire. Nous nous bornerons donc à rappeler rapidement les diverses étapes de l'histoire de l'action des rayons X sur l'œil.

En 1897, Chalupecky, expérimentant l'action des rayons X sur l'œil du lapin, signala des lésions dans les segments antérieurs et postérieurs de l'œil. Scherer, en 1901, notait, à la suite d'irradiations, une conjonctivite intense et une diminution de l'acuité visuelle, qu'il attribuait à la névrite optique et au décollement de la rétine sous l'influence des radiations. Mais, par contre, Mayou, en 1903, s'il reconnaissait l'existence des conjonctivites radiologiques, niait tout effet nocif des rayons X sur la vision.

Les années suivantes, Birck-Hirschfeld, puis Darier, Lawson et Davidson confirmaient les assertions de Chalupecky. Birch-Hirschfeld notamment, relève sur l'œil d'un sujet irradié 6 fois, pendant 20 minutes chaque fois, des altérations au niveau des parois vasculaires de la rétine et surtout de l'iris, du corps ciliaire et de la conjonctive ; en même temps il signale dans le segment antérieur de l'œil, de même que Van Duyse et de Nobelé, de la kératite, de l'iritis et de la cyclite. Tribondeau et Lafargue, par contre, purent déterminer de la kératite et des ulcérations de la cornée, mais jamais de modifications de la rétine ni du nerf optique ; alors que Birch-Hirschfeld, signalant chez un autre sujet de l'atrophie de la papille, n'hésitait pas, devant de tels dangers, à proclamer que l'œil devait être protégé par une feuille de plomb chaque fois qu'on veut faire une radiographie de la tête.

D'autres expériences allaient heureusement mettre en évidence la grande résistance de l'œil aux radiations.

Tribondeau et ses collaborateurs Récamier, puis Belley, montrèrent que chez l'animal adulte : la conjonctive supporte très bien les irradiations jusqu'à la dose de 5 H ; l'iris, quoique plus sensible, ne présente aucune lésion si on emploie des rayons pénétrants ; quant à la rétine, sa sensibilité est assez faible pour être considérée comme nulle.

Les expériences que firent ces mêmes auteurs sur l'œil du jeune chat, révélèrent au contraire quelques méfaits à l'adresse des rayons X : arrêt de l'œil dans son développement, retard dans la pigmentation de l'iris, malformation de la rétine. De tels faits ne sont pas pour nous étonner, car ils sont conformes à la loi générale sur la radiosensibilité des tissus, que nous avons énoncée plus haut et d'après laquelle un élément est d'autant plus sensible qu'il est en voie de formation, ou plus jeune.

D'ailleurs, les expériences de Terrien et Clunet, avec l'emploi de doses considérables, qui ne sont pas de mise dans la radiothérapie oculaire, ne révélèrent qu'un peu de réaction conjonctivale, mais la cornée restait transparente, l'iris indemne, la rétine non altérée.

Enfin, à Lyon, au laboratoire radiologique même de la clinique ophtalmologique, les expériences conduites par les docteurs Malot et Dumont, en 1913, venaient confirmer cette notion que des irradiations même de longue durée n'amenaient aucune modification dans la transparence des milieux, ni dans l'état du fond d'œil, pour peu qu'on utilise des rayons moyennement pénétrants.

La confiance dans l'inocuité de l'œil vis-à-vis des rayons X était donc revenue, et, malgré les deux cas de lésions oculaires par les rayons X, chez des radiologues de profession (faits extrêmement rares, puisqu'on n'en avait encore jamais signalé, même chez les radiologues de la première heure), rapportés par M. Kalt, lors de la discussion du rapport de Terrien à la Société Française d'ophtalmologie, en 1919, malgré le pessimisme de la conclusion du rapport de Terrien : « Je ne pense pas que la radiothérapie, à l'heure actuelle, puisse s'appliquer aux affections proprement dites du globe oculaire », l'effort radiologique de la clinique ophtalmologique de Lyon, sous l'impulsion du professeur Rollet et du docteur Malot, se poursuivait sans découragement ; et successivement des épithéliomas des paupières, des trachômes, des lupus de la conjonctive, des conjonctivites folliculaires, des kératites interstitielles, des leucômes étaient guéris ou améliorés par la seule radiothérapie ; des localisations radiographiques de corps étrangers intraoculaires étaient faites par centaines, sans que jamais on n'ait observé aucune lésion des éléments nobles de l'œil.

Quant à la fameuse conjonctivite radiologique, que nous n'avons, d'ailleurs, jamais observée, on est à peu près d'accord à l'heure actuelle pour l'attribuer, non pas aux rayons X, mais à l'ozone dégagée pendant la marche des appareils.

Pour donner un aperçu des faits de clinique humaine qui nous permettent de conclure à l'inocuité des rayons X employés à doses thérapeutiques sur l'œil et ses annexes, nous ne voulons que rappeler succinctement les traitements radiothérapiques pratiqués à la clinique du professeur Rollet, par le docteur Malot et ses assistants.

Et, tout d'abord, en parallèle des assertions de Birch-Hirschfeld, sur la nécessité de protéger l'œil par une feuille de plomb pendant les radiographies du crâne, nous mettrons les milliers de radiographies faites pendant la guerre pour localiser des corps étrangers intraoculaires, sans parler des 117 radiographies pratiquées depuis à la clinique ophtalmologique, pour un total de 57 recherches ou localisations. Aucun accident imputable aux rayons X n'a jamais été relevé, et pourtant s'il devait s'en produire, c'est bien lors des prises de clichés, alors qu'on se trouve dans les conditions les plus défavorables. Les radiographies, en effet, avec les appareils dont nous disposons à la clinique, sont faites sans aucun filtre d'aluminium, sur un organe déjà traumatisé par le corps étranger et par conséquent plus sensible, avec des rayons mous, sous une intensité assez élevée (4 à

5 milliampères), et nécessitent un temps de pose voisin de 2 minutes, capable de provoquer une légère chute des cheveux lorsqu'on est obligé de prendre trois ou quatre épreuves successives.

Au point de vue thérapeutique, *près de 1200 irradiations* ont été pratiquées, représentant un temps d'exposition de plus de 150 heures pour 106 yeux irradiés, sous des filtrages d'aluminium variant de un quart à trois millimètres d'épaisseur. Aucun accident autre que la chute des cils (perte qui, d'ailleurs, n'a jamais été définitive), n'a été observé, et pourtant certains yeux irradiés pour des lésions du globe ont reçu en quelques mois des doses énormes : c'est ainsi que chez plusieurs de nos malades le temps d'exposition aux rayons X a atteint cinq heures, en 4 à 6 mois. Assurément ces doses, si fortes soient-elles, n'approchent pas des doses employées sur les animaux d'expérience, mais nous nous trouvions ici dans un domaine tout différent de celui de l'expérimentation et où des essais, dangereux quant à leurs conséquences possibles, ne sont plus permis.

De tels faits cliniques montrent irréfutablement l'inocuité des rayons X sur l'œil, et il serait vraiment illogique de ne point se servir dans les maladies des yeux de ce moyen thérapeutique, qui ne demandait pour être efficace et inoffensif qu'une technique précise et éprouvée.

CHAPITRE V

Technique opératoire de notre traitement de la tuberculose irienne par les rayons X.

« En ophtalmologie, on a généralement recours à la radiothérapie superficielle en utilisant des rayonnements de qualité moyenne et des filtres peu épais ». C'est par cette phrase que Terrien résumait, dans son Rapport de 1919, la technique radiothérapique oculaire.

Notre technique dans le traitement de la tuberculose irienne ne s'est également guère écartée de ces principes. Nous allons d'ailleurs l'exposer en détails. Toutefois, nous devons auparavant insister sur la nécessité, pour mener à bien toute recherche radiologique, d'une collaboration étroite et continue, d'une véritable symbiose entre le clinicien et le radiologiste. A ce point de vue, la Clinique ophtalmologique de Lyon, sous la haute direction de M. le Professeur Rollet, représente *l'organisation type* d'une clinique ophtalmologique telle qu'elle devrait exister partout de nos jours, et que Lyon est, croyons-nous, la seule à posséder, et ce depuis 1912.

Cette organisation comprend la symbiose de quatre éléments : 1° Clinique ophtalmologique universitaire (85 lits de malades adultes et enfants) avec salle d'opération et salle de consultation ; 2° Laboratoire d'examens et de recherches (examens microscopiques et bactériologiques) ; 3° Service d'ophtalmologie optique doté des instruments les plus récents et les plus perfectionnés ; 4° Service de radiologie et de radiothérapie.

Ces quatre parties : *clinique*, *laboratoire*, *optique*, *radiologie*, chacune dotée d'un chef de clinique ou d'un chef de travaux, sont étroitement reliées les unes aux autres ; et de leur collaboration de tous les instants, résulte la possibilité d'entreprendre scientifiquement, sur des données certaines et avec un contrôle éclairé, les recherches et les traitements les plus nouveaux pour le bien du malade.

Pour pratiquer les diverses opérations radiologiques, nous disposons à la Clinique ophtalmologique des appareils suivants :

Les courants à haute tension nous sont fournis par une installation puissante du type Gaiffe, branchée sur secteur à courant continu.

Comme ampoules, nous ne disposons que d'ampoules à gaz. Chaque tube est employé à un usage spécial (radiographie, radioscopie, radiothérapie) et, par conséquent, fonctionne toujours sous un régime donné, ce qui nous permet d'avoir des tubes stables.

En thérapie, nous employons de préférence une ampoule Pilon à régulateur par étincelles et refroidissement par radiateur.

Ce tube à rayons X est placé dans une cupule protectrice de caoutchouc au plomb, percée, en un point correspondant au rayon incident normal, d'un orifice par lequel sort un tube de verre au plomb, de 3 centimètres de diamètre, qui sert à localiser le rayonnement. Entre l'ampoule et le localisateur en verre, nous interposons sur le trajet des rayons des disques d'aluminium de un quart et un demi millimètre d'épaisseur, en nombre variable. En variant le nombre de ces disques, nous faisons ainsi varier l'épaisseur du filtre d'une quantité connue.

L'extrémité inférieure du tube en verre est approchée le plus possible de la région à irradier pour éviter les radiations aberrantes sur les tissus avoisinants. Nous parachevons encore cette protection en plaçant sur la face du malade une feuille de plomb de un millimètre d'épaisseur, dans laquelle est découpé un orifice ovalaire de la grandeur de l'œil. Cette lame de plomb protège également le cuir chevelu.

Avec ce dispositif, la distance de l'anticathode à la région à irradier est en moyenne de 25 centimètres.

Ce n'est pas sans quelques tâtonnements que nous avons pu établir une technique précise pour le traitement de la tuberculose irienne, terrain sur lequel rien n'avait encore été tenté avant les essais du Dr Malot. Nous étions toutefois heureusement guidés par les techniques instituées pour le traitement d'autres affections oculaires, techniques qui nous avaient donné des résultats satisfaisants sans occasionner jamais le moindre accident.

La qualité du rayonnement joue un rôle important dans l'effet thérapeutique que l'on désire obtenir. Pour que l'irradiation soit efficace, il faut que le rayonnement pénètre jusqu'au point où se trouve la lésion, et surtout qu'il y parvienne en quantité suffisante. L'introduction des filtres dans la technique radiothérapique semble avoir heureusement solutionné cette difficulté. Les filtres, en effet, sélectionnent les radiations complexes formant le faisceau de rayons X et ne laissent passer que les rayons durs à action destructive élective sur les éléments néoformés ; mais ils ont aussi l'inconvénient de retenir une grande partie des radiations ; et, en définitive, si on augmente l'épaisseur des filtres pour parer aux inconvénients des rayons mous et nocifs, on ne dispose plus que d'une faible quantité de rayonnement, et il faudra multiplier les doses pour obtenir un effet thérapeutique appréciable. Dans ces conditions, il pourra se produire des phénomènes d'accumulation dans les tissus irradiés, susceptibles de provoquer à plus ou moins brève échéance des accidents radiologiques ; d'autre part, l'effet thérapeutique sera plus difficile à obtenir, car, comme l'ont bien montré MM. Regaud et Nogier au Congrès international de radiologie de 1914 : « il existe une sorte d'auto-immunisation des tissus vis-à-vis des rayons X ; la radiosensibilité d'un organe n'augmente jamais au cours d'un traitement, au contraire, de telle sorte que les rayons à doses égales deviennent de moins en moins efficaces ».

Nous ne croyons donc pas qu'en radiothérapie

oculaire il y ait intérêt à filtrer fortement le faisceau rœntgénien, puisque la lésion est facile à atteindre, le segment antérieur de l'œil absorbant fort peu de rayons. Aussi, après avoir pendant longtemps filtré sur trois puis deux millimètres d'aluminium, filtrage qui, d'après les expériences de Guilleminot, ne laisse passer que 29 % des rayons émis, sommes-nous arrivés progressivement à ne plus filtrer que sur un demi ou un millimètre, ce qui nous permettait d'utiliser 65 à 75 % des rayons émis. Les résultats plus rapides que nous avons ainsi obtenus en radiothérapie oculaire, ont semblé confirmer notre manière de voir.

Cette diminution de l'épaisseur du filtre ne pouvait toutefois se faire sans dangers, et il fallait, pour compenser, augmenter la pénétration du rayonnement total émis par l'ampoule.

Or, un faisceau de rayons X, avons-nous dit, est un ensemble complexe de radiations ; il comporte toute une gamme de radiations, et, suivant le degré de vide de l'ampoule, cette gamme peut ne renfermer en quantité prédominante que des rayons de courte longueur d'onde : c'est-à-dire pénétrants et peu nocifs, ou au contraire, si le vide est moins poussé, une gamme de radiations de longueur d'onde un peu moins courte, c'est-à-dire un ensemble de rayons mous, peu pénétrants et nocifs.

Dans ces conditions, nous avons, pour nos traitements, réglé notre tube de telle sorte qu'il nous donne en quantité prédominante des rayons de très courte longueur d'onde, et que le degré radiochromométrique des rayons émis reste entre 7 et 8 degrés

Benoist. Notre ampoule peut ainsi être maintenue à un régime tel que, pour une intensité voisine de un milliampère, le spintermètre donne une étincelle équivalente de 18 à 21 centimètres.

En résumé, le principe de notre méthode est le suivant : employer de faibles quantités de radiations normalement dures et pénétrantes, que nous utilisons presqu'en totalité par l'emploi d'un filtrage peu épais (un demi à un millimètre d'aluminium au maximum), suffisant cependant pour arrêter les rayons mous et nocifs.

Quant à la technique de notre traitement lui-même, elle est la suivante : nous faisons une série de cinq séances d'irradiations, espacées de deux jours en deux jours. Chaque séance est réglée comme suit : le malade, placé dans le décubitus dorsal et protégé comme nous l'avons indiqué plus haut, fixe le centre du tube de verre de façon à ne pas sortir du champ d'irradiation — l'ampoule fonctionne sous une intensité de huit dixièmes de milliampère pour une étincelle équivalente de 18 à 21 centimètres — un demi ou un millimètre d'aluminium, suivant l'état d'irritation des parties avoisinantes, assure la filtration du faisceau rœntgénien — l'irradiation dure 7 à 10 minutes pour chaque région traitée.

En général, cinq séances suffisent à faire disparaître les granulations tuberculeuses.

Le traitement est alors interrompu pendant trois semaines (1), et, au bout de ce temps suffisant pour

(1) Pendant la durée du traitement et dans les intervalles de repos, il sera bon, de temps en temps, de faire au malade des instillations d'atropine pour dilater la pupille et empêcher les synéchies.

permettre l'élimination des radiations absorbées et éviter les risques d'accumulation, on fait, si besoin est, une seconde série de cinq séances réglées de la même façon, surtout s'il persiste des exsudats iriens, généralement plus rebelles au traitement que la granulation grise elle-même.

La dose totale de rayons X absorbée par la région traitée est ainsi très faible. Elle ne dépasse guère 2 à 3 H par série, et avec une aussi faible quantité de radiations nous n'avons pas à redouter les moindres accidents.

CHAPITRE VI

OBSERVATIONS

OBSERVATION I

(Recueillie à la clinique ophtalmologique du Professeur Rollet) (1).

Tuberculose irienne bilatérale (granulations grises) ; tuberculose laryngée et nasale en activité ; lupus du nez guéri. Disparition complète des nodules tuberculeux iriens par la radiothérapie (5 séances) ; amélioration très marquée de la vision.

A... Antoinette, 22 ans. — Envoyée de Nice à l'Hôtel-Dieu de Lyon, service du Professeur Rollet, pour être soignée d'une affection oculaire bilatérale. — Entre à l'hôpital le 3 février.

Antécédents héréditaires. — Père en bonne santé : 48 ans. Mère morte de tuberculose pulmonaire à 33 ans. Une sœur âgée de 27 ans, atteinte de bronchite et de laryngite à 22 ans, et actuellement en bonne santé.

Antécédents personnels. — Passé pathologique assez chargé : coqueluche à 6 ans ; scarlatine à 9 ans : rougeole à 10 ans. Pas de bronchite véritable, mais toux rauque et émétisante entre 10 et 12 ans. Pas d'hémoptysie. Réglée à 12 ans. Depuis l'âge de 15 ans, les règles sont irrégulières et la malade a des pertes blanches abondantes.

---

(1) Malade présenté à la Société d'Ophtalmologie de Lyon, les 7 février et 14 mars 1922.

A l'âge de 17 ans, en même temps qu'apparaissent des lésions impétigineuses sur la face et de grosses glandes sous-maxillaires, une kérato-conjonctivite se déclare aux deux yeux. La malade est soignée sept mois à St-Etienne : l'affection fut sérieuse, il y eut des ulcères aux deux cornées et une cécité temporaire pendant trois à quatre mois. A ce moment, polyadénite généralisée et suppuration des ganglions axillaires. Après traitement, la malade quitte l'hôpital à peu près guérie, mais la vue est diminuée, car il persiste des taies cornéennes.

A 18 ans apparaît un lupus de l'aile du nez, à gauche, et un engorgement des ganglions sous-mentaux qui suppurent pendant quelques jours. La malade est soignée treize mois à St-Pothin, dans la clinique du professeur Nicolas, pour cette affection (scarifications et rayons X, amènent une guérison complète).

A 20 ans, en décembre 1920, le lupus récidive. La malade est de nouveau hospitalisée dans le même service, suit un traitement identique pendant huit mois et sort de nouveau complètement guérie, en août 1921.

L'affection actuelle a débuté en décembre 1921 ; les deux yeux deviennent rouges et larmoyants, les cornées s'opacifient, la vue baisse considérablement. En même temps la voix s'éteint : une laryngite complète fait son apparition. C'est en cet état que la malade entre à l'hôpital, le 3 février 1922.

A l'examen, on se trouve en présence d'une malade qui respire une bonne santé apparente : joues pleines bien colorées, pas d'amaigrissement, mais plutôt un certain embonpoint ; l'appétit est conservé, il n'a aucune gêne et aucune douleur à la déglutition. La malade ne tousse pas, mais présente de temps à autre des sueurs profuses. Céphalées frontales fréquentes et cuisantes. Les yeux sont rouges et larmoyants. La voix est complètement éteinte.

L'examen oculaire révèle :

Œil droit. — Acuité visuelle = 1/40. Tonus = 1.

Larmoiement léger, bord palpébral légèrement œdématié, la pression sur le sac ne fait rien sourdre par les points lacrymaux. Hyperémie conjonctivale diffuse, mais très nettement prédominante dans la moitié inférieure de la conjonctive bulbaire ; cercle périkératique mince en haut, beaucoup plus large et plus intense en bas.

La cornée présente les lésions suivantes :

Elle est infiltrée dans ses couches superficielles par des petites masses opacifiées à topographie périphérique près du limbe scléro-cornéen, respectant la partie centrale. Ce velum est beaucoup plus dense et plus étendu dans la moitié inférieure. De nombreux vaisseaux venus de la périphérie (conjonctive et sclérotique) l'envahissent et dessinent sur la surface cornéenne d'abondantes arborisations. L'imprégnation au bleu de méthylène montre que la surface cornéenne ne présente en aucun point d'ulcération

La chambre antérieure apparaît beaucoup plus profonde que normalement.

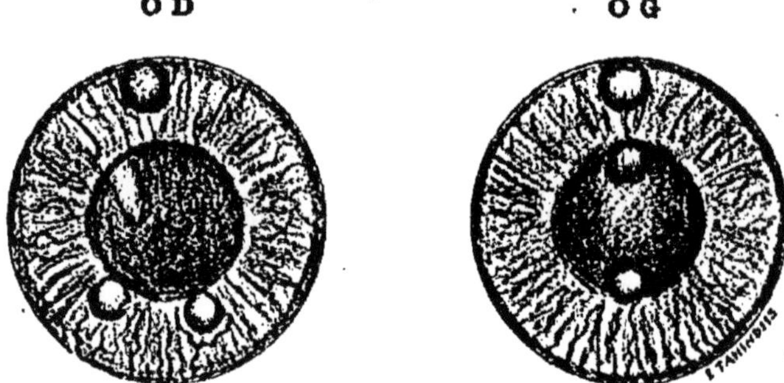

A... Antoinette. Observation I. Tuberculose irienne.
Etat des lésions avant le traitement radiothérapique.

L'iris présente également des lésions manifestes et fort intéressantes. Son stroma est boursouflé, décoloré, légèrement vascularisé. Il présente au niveau de son bord adhérent, vers onze heures, une granulation blanc grisâtre du volume d'une tête d'épingle ; à ce granulôme aboutit un fin pinceau vasculaire. Deux autres granulations de même teinte et de même grosseur, sont notées dans la partie sphinctérienne, à cinq heures et à huit heures.

Le bord irien est irrégulier, déformé et présente une synéchie circulaire complète. La pupille est étroite, son champ est envahi par un vaste placard exsudatif blanchâtre, qui est adhérent à tout le bord pupillaire de l'iris, sauf en haut où persiste un léger orifice perméable aux rayons lumineux.

L'examen ophtalmoscopique ne peut être pratiqué ; le fond d'œil est inéclairable par suite de l'opacité des lésions du segment antérieur.

Œil gauche. — Acuité visuelle = 1/100. Tonus = 1.

Dans leur ensemble les lésions de l'œil gauche sont exactement calquées sur celles de l'œil droit ; elles présentent toutefois les différences suivantes :

1° Les lésions conjonctivales et palpébrales sont plus marquées qu'à droite ; lésions manifestes de blépharo-conjonctivite (surtout au niveau de l'angle interne — paupières collées le matin au réveil), dont on trouve l'explication en pressant sur le sac lacrymal : il se produit alors un refoulement du pus par le point lacrymal supérieur. Il est à noter que cette dacryocystite est unilatérale et existe précisément du côté où avait autrefois siégé le lupus du nez.

2° Le pannus vasculosus cornéen est également plus intense et à prédominance périphérique et inférieure, laissant relativement indemne le centre cornéen. On ne relève également aucune trace d'ulcère après imprégnation au bleu de méthylène.

3° La chambre antérieure est également profonde. L'iris est atteint, mais on ne trouve pas à son niveau de granulations aussi nombreuses qu'à l'œil droit. D'ailleurs l'examen est gêné par l'intensité des lésions cornéennes, cependant une granulation gris perlé du volume d'une tête d'épingle est notée, à onze heures, au niveau du bord adhérent de l'iris. Le bord pupillaire présente également une séclusion complète et la pupille est bouchée, sauf dans la partie centrale, par un exsudat blanc jaunâtre qui, en quelques points, au niveau du bord pupillaire, affecte la forme arrondie de petites granulations.

L'examen ophtalmoscopique est également impraticable.

Examen somatique général. — Cicatrices d'adénites suppurées sous-mentales et axillaires. Cicatrice de la lésion lupique très visible sur la partie gauche de l'aile du nez : la peau à ce niveau revêt un aspect piqueté et gauffré.

Appareil respiratoire. — 1° *Fosses nasales.* — *A gauche.* Lésions anciennes et cicatricielles dans le vestibule nasal. Lésion ulcéreuse localisée sur le plancher de la fosse nasale.

A droite : Ulcération en coupe d'ongle au niveau de la partie antérieure de la cloison.

2° *Larynx.* — Epiglotte œdémateuse, framboisée, sans ulcération vraie. Vestibule laryngé boursouflé. La partie antérieure des bandes ventriculaires et des cordes vocales présente une série d'ulcérations en coup d'ongle. Rien aux aryténoïdes. Rien à la paroi postérieure du larynx.

3° *Poumons.* — L'examen attentif des sommets ne décèle absolument aucune lésion en activité : respiration et sonorité normales. Ni fièvre, ni toux, ni expectoration.

Toutefois, l'*examen radioscopique* que nous avons pratiqué révèle les faits suivants : Les deux sommets paraissent également clairs, mais seul le droit s'illumine à la toux. Clarté normale des deux poumons. Présence de ganglions hilaires bilatéraux. L'amplitude des mouvements diaphragmatiques est notablement moindre à gauche qu'à droite. La présence simultanée de ces trois signes ; ganglions hilaires, mauvaise illumination d'un sommet, diminution de l'amplitude diaphragmatique du même côté, doit, on le sait, toujours retenir l'attention du médecin.

Rien à signaler aux autres organes.

Les urines ne contiennent ni sucre ni albumine.

Le 11 février, on pratique l'extraction du sac lacrymal gauche suivant la méthode du professeur Rollet : ablation du sac en totalité sans cautérisation ni curettage ; réunion immédiate des deux lèvres de la plaie.

Le 15 février, la malade nous est adressée aux fins de traitement radiothérapique, et nous commençons de suite les irradiations.

1re séance : *œil droit*, 8/10 de milliampère. Etincelle équivalente 18 centimètres. Filtre : 0,5 millimètres d'aluminium. Distance du focus à l'œil 25 centimètres. Durée de l'irradiation : 7 minutes.

Œil gauche : Intensité, 7/10 de milliampère. Etincelle équivalente, 19 centimètres. Filtre : 1 millimètre d'aluminium. Distance du focus à l'œil, 25 centimètres. Durée de l'irradiation : 10 minutes.

Le 17 février. — Deuxième séance réglée de la même façon.

Le 20 février. — La malade ayant beaucoup souffert le lendemain de chaque irradiation, le traitement est suspendu.

23 février. — Les douleurs ayant spontanément cédé, la malade revient d'elle-même pour continuer son traitement.

Trois séances sont faites les 23, 25 et 27 février, réglées comme suit :

Œil droit : 7/10 de milliampère ; étincelle, 21 centimètres ; 0,25 millimètres d'alum. ; 7 minutes. Distance du focus, 25 centimètres.

Œil gauche : 5 à 8/10 de milliampère ; étincelle : 19 ; 0,75 millimètres d'alum. ; 8 minutes. Focus à 25 centimètres.

Le traitement est alors interrompu pour trois semaines.

A cette date (27 février), les douleurs ont entièrement disparu ; l'hyperémie conjonctivale a très notablement diminué ; les granulations iriennes sont affaissées ; l'exsudat blanchâtre qui masquait la pupille commence à se résorber surtout du côté de l'œil droit ; la vision est notablement améliorée :

O. D. V. = 1/25. O. G. V. = 1/50.

Le 3 mars, en examinant la malade, on ne trouve plus aucune trace des granulations qui ont entièrement disparu.

13 mars. — La vision va s'améliorant chaque jour :

O. D. V. = 1/20. O. G. V. = 1/40.

20 mars. — Les lésions exsudatives persistant, nous faisons à la malade une deuxième série de séances.

Première séance le 20 mars, réglée comme suit :

Œil droit : 1 milliampère ; étincelle, 16 ; 0,5 millimètres d'al. ; 5 minutes.

Œil gauche : 1 milliampère ; étincelle, 16 ; 0,75 millimètres d'al. ; 5 minutes.

Les 22, 24, 27 et 29 mars, quatre nouvelles séances sont faites sur chaque œil avec la même technique, à savoir :

8/10 de milliampère ; étincelle, 19 ; 0,5 millimètres d'al. ; 8 minutes.

29 mars. — L'acuité visuelle augmente d'une façon continue et progressive, par suite de la résorption rapide des infiltrats iriens :

O. D. V. = 1/10. O. G. V. = 1/25.

La malade qui, lorsqu'elle nous avait été adressée, voyait juste assez pour se conduire, peut actuellement lire de près de l'œil droit le n° 7 de l'échelle métrique de De Wecker. La cornée devient chaque jour un peu plus transparente.

OBSERVATION II

(Recueillie à la clinique ophtalmologique du Professeur Rollet).

Iritis nodulaire unilatérale, probablement tuberculeuse. Guérison par la radiothérapie (4 séances).

M... Marthe, 24 ans, entrée le 16 février 1920 dans le service du professeur Rollet. Rien à signaler dans les antécédents héréditaires. Au point de vue personnel : bonne santé habituelle ; pas de maladie grave dans l'enfance.

Histoire de la maladie. — L'affection a débuté il y a cinq semaines par quelques douleurs au niveau de l'œil gauche, douleurs s'irradiant vers la région temporo-frontale gauche. La malade remarque à cette époque que sa vision baisse et que son œil est rouge.

A l'entrée à l'hôpital, l'œil gauche non douloureux présente au niveau de l'iris, du côté externe surtout, une série de tubercules blanc grisâtres, dont les uns, les supérieurs, sont indépendants, tandis que les inférieurs sont conglomérés. Il existe notamment, entre 4 et 5 heures, une grosse masse blanc jaunâtre, oblique de haut en bas et de dehors en dedans, au sommet de laquelle on distingue deux tubercules arrondis et saillants. En ce qui concerne les tubercules séparés les uns des autres, on constate qu'ils sont au nombre de trois, formant les trois sommets d'un triangle dont le côté interne répond au bord interne de l'iris et dont la bissectrice de l'angle supérieur répondrait au tubercule de la grosse masse précédemment décrite. Ces tubercules sont légèrement saillants et s'entourent d'un lacis vasculaire.

Il existe en outre des synéchies donnant à l'ouverture pupillaire la forme d'un hexagone régulier.

L'iris apparaît terne et décoloré.

La cornée présente un léger cercle périkératique.

Pas d'hypopyon.

Rien aux paupières, ni aux voies lacrymales.

La vision du côté de l'œil malade est quantitative, alors qu'elle est normale du côté sain.

L'état général de la malade est satisfaisant. On note cependant la présence de ganglions sous-maxillaires bilatéraux ; mais aucun signe pulmonaire.

La réaction de Wassermann donne un résultat négatif.

On conclut à une tuberculose irienne probable, et le traitement radiothérapique est institué.

Un seule série de quatre séances est faite à la malade les 20, 23, 25 et 27 février.

Chaque séance était réglée comme suit :

Intensité : 1 milliampère ; étincelle équivalente 12 centimètres. Filtre : 1 millimètre d'aluminium. Distance du focus, 25 centimètres. Durée : 5 minutes.

Dès la deuxième séance, les tubercules apparaissent moins saillants. Après la quatrième séance on n'en trouve plus aucune trace. La vision est également très améliorée, de quantitative qu'elle était avant le traitement, elle est au 27 février de 1/20.

. . . .

Cette observation, où l'étiologie tuberculeuse des granulations iriennes n'est pas démontrée d'une façon absolue, est cependant intéressante, car elle prouve que certaines inflammations nodulaires de l'iris, qui semblent cliniquement être tuberculeuses et qui le sont peut-être, guérissent rapidement par le traitement radiothérapique.

OBSERVATION III

(Recueillie à la clinique ophtalmologique du Professeur Rollet).

Tuberculose irienne probable avec granulations grises et granulations jaunes; quatre séances de radiothérapie : disparition des nodosités grises, persistance des nodosités ramollies.

G... Henri, 17 ans, entre à l'Hôtel-Dieu le 18 juin 1920.

On ne relève rien dans les antécédents, si ce n'est un oncle mort de tuberculose pulmonaire.

Personnellement : appendicite en 1918, pas d'opération. Il y a quatre mois, angine qui dura trois semaines et que le malade attribue à la tabagie. Aucun antécédent pulmonaire.

Histoire de la maladie. — Début de l'affection actuelle vers le 5 avril ; le malade remarque à cette époque « un point blanc » qui apparaît dans le champ visuel droit, du côté nasal, et le gêne pour dessiner ; mais il n'y a à ce moment ni rougeur, ni douleur. Peu après l'œil devient rouge et la vision diminue sans que le malade ressente aucune douleur.

Fin avril, il est soigné par le docteur Granclément (atropine, sangsues). Mais, depuis cette époque : aggravation progressive et régulière du mal, les points blancs sont plus nombreux, la vision diminue, seule la rougeur de l'œil est moins intense.

A l'entrée à l'hôpital on remarque :

Du côté de l'œil droit, hyperémie conjonctivale diffuse, mais peu intense. La cornée est légèrement trouble. La chambre antérieure est plus profonde que normalement. L'iris présente les lésions suivantes : on relève, disséminés sur la surface irienne, la présence de vingt-cinq tubercules environ, de la grosseur d'une tête d'épingle : ces tubercules d'un blanc grisâtre sont plus denses entre cinq heures et midi. Ces tubercules sont à des stades évolutifs différents : les plus crus, d'un blanc gris perlé, sont situés surtout vers onze heures ; les plus ramollis, d'une couleur blanc jaunâtre, se trouvent entre quatre et six heures. Ces tubercules richement vascularisés bombent dans la chambre antérieure et déforment l'iris qui a un aspect tomenteux, sale et décoloré.

La pupille est irrégulière, déformée par des synéchies disposées sur tout son pourtour, les reflexes photomoteur et accommodateur sont abolis.

La région du limbe est bosselée par des saillies mamelonnées qui semblent dues à des tubercules de la région ciliaire.

La vision est quantitative.

L'œil gauche est sain, sans aucune lésion.

L'état général est florissant : on ne note aucune adénopathie ; l'auscultation ne révèle aucune lésion pulmonaire appréciable.

Le traitement radiothérapique est commencé le 19 juin. On ne fait qu'une seule série de quatre séances, réglées comme suit : Intensité, 1 milliampère; étincelle, 14 centimètres; filtre, 1 millimètre d'aluminium; durée de chaque séance, 10 minutes.

Ces séances ont été pratiquées les 19, 22, 24 et 26 juin.

27 juin. On note la disparition de quelques granulations, particulièrement celles situées vers onze heures, c'est-à-dire celles qui se présentaient sous l'aspect de granulations grises. Les autres granulations persistent, peut-être légèrement affaissées, et conservent leur teinte jaunâtre.

. . . .

Dans cette observation, nous voyons la coexistence sur le même œil de granulations grises et de granulations jaunes. Alors que les premières ont disparu sous l'influence des rayons X, les secondes n'ont nullement été influencées par la radiothérapie.

OBSERVATION IV

(Recueillie à la clinique ophtalmologique du Professeur Rollet).

Iritis séreuse probablement tuberculeuse, peu influencée par la radiothérapie.

J... Henri 34 ans, entré dans le service le 10 novembre 1920.

Antécédents héréditaires : Père mort d'affection pulmonaire aiguë (pneumonie ?). Mère bien portante, 64 ans.

A eu six frères et sœurs, tous morts en bas âge d'affections que le malade ne peut préciser, mais aucun mort-né.

Personnellement, n'a jamais vu de médecin avant l'affection actuelle. Pendant son service militaire le malade a eu une blennorragie et une orchite. Il nie la spécificité et déclare n'avoir jamais souffert de rhumatismes.

Histoire de la maladie. — Début au printemps 1920 par de la douleur et de la rougeur oculaire, symptômes qui vont s'aggravant régulièrement jusqu'à ce jour, malgré consultations successives de trois médecins, qui tous le soignent pour conjonctivite. Puis, en octobre, le malade consulte le docteur Dor qui conseille un traitement radiothérapique et de ce fait entre à l'Hôtel-Dieu dans le service du professeur Rollet.

A l'entrée à l'hôpital on note les faits suivants :

Œil gauche, douleurs spontanées et paroxystiques au niveau du globe oculaire et de l'orbite, douleurs s'irradiant à la région temporo-frontale du même côté. L'œil est rouge et présente un cercle périkératique net. La cornée est obscurcie par des taches de kératite profonde. L'iris est décoloré, réagissant mal à la lumière, et déformé par des synéchies. Pas de douleur ciliaire à la pression. L'acuité visuelle est diminuée : O. G. V. = 1/25. Le tonus est normal.

L'œil droit est sain et ne présente aucune lésion.

L'état général est satisfaisant. L'examen pulmonaire est négatif.

La cutiréaction de von Picquet est nettement positive.

Étant donné les antécédents (six frères ou sœurs morts en bas âge), on fait subir au malade un traitement spécifique, dix injections de cyanure de Hg intraveineuses qui reste sans effet sur les lésions oculaires, les douleurs persistant aussi tenaces.

Devant cet échec, on a recours au traitement par la tuberculine. Le 11 décembre, on lui fait une injection de un demi centimètre cube de tuberculine à 1/100.000, et le 15 décembre, un centimètre cube de la même dilution. Cette médication provoque une très légère amélioration, surtout pour les taches de kératite, mais l'œil reste toujours douloureux et enflammé, l'iris décoloré.

Les 24, 27 et 29 décembre 1920, on fait au malade trois séances de radiothérapie réglées sous : intensité, 0,5 milliampère ; étincelle, 16 ; filtre, 1,5 millimètre d'Al ; durée, 5 minutes.

Le *30 décembre*, le malade présentant une légère réaction (paupières œdématiées et rouges), le traitement est aussitôt interrompu. Dans les jours qui suivent, *les taches de kératite disparaissent complètement, la cornée est transparente, les douleurs sont moins violentes, l'iris est moins décoloré.*

23 janvier 1921. Le malade présente des périodes d'amélioration entrecoupées de crises aiguës où il présente des symptômes d'iridocyclite ; l'œil s'enflamme, l'iris se décolore. Ces accidents se répètent tous les quatre ou cinq jours. On reprend alors les injections de tuberculine et on fait deux injections de tuberculine à 1/60.000 à quatre jours d'intervalle.

Le 7 *février*, il se produit une éruption urticarienne avec œdème de la paupière supérieure gauche, éruption beaucoup plus intense que la légère réaction notée après la troisième séance de radiothérapie.

Le 17 *février*, on reprend la tuberculinothérapie, et on pratique tous les quatre jours une injection de tuberculine à 1/40.000, en faisant successivement 1/2, 3/4, 1 et 1 1/2 centimètre cube. Après ce traitement, le malade reste huit jours sans présenter de crise d'irido-cyclite.

On essaye alors, sans plus de succès, les injections sous-cutanées de lait.

Le malade part quelque temps après; depuis, il n'est pas revenu à la consultation.

. . . .

Nous ne rapportons cette observation que pour mettre en évidence le peu d'action que nous semble avoir la radiothérapie sur la forme inflammatoire de l'iritis supposée tuberculeuse, et mieux faire ressortir, en opposition, l'action des rayons X sur la tuberculose irienne certaine dans sa forme granuleuse grise.

CONCLUSIONS

I. — On peut reconnaître à la tuberculose irienne deux grandes formes cliniques : la forme granuleuse se présentant au début sous l'aspect de nodules gris perlés, et la forme conglomérée et abcédée.

II. — La tuberculose irienne, lorsqu'elle revêt la forme de granulation grise, semble, de par sa constitution anatomopathologique, essentiellement justiciable de la radiothérapie.

III. — Le fait que la lésion siège dans l'œil ne doit pas être un obstacle à l'application des rayons X. L'action de ceux-ci sur l'œil adulte peut être considérée comme nulle, ainsi que le prouvent les 1.200 irradiations oculaires pratiquées à la Clinique de M. le Professeur Rollet.

IV. — Nous rapportons trois observations de tuberculose granuleuse irienne. Si, dans deux d'entre elles, un doute peut être émis sur la nature précise de l'affection, nous donnons par contre un cas indiscutable de granulation tuberculeuse irienne typique (sous forme de trois nodules dans chaque œil) chez une jeune fille atteinte de lupus et de tuberculose laryngée, cas dans lequel la radiothérapie a donné un résultat rapide et complet.

V. — La technique que nous proposons (sans

d'ailleurs la donner pour définitive) des doses minimes de rayons normalement pénétrants, faiblement filtrés (cinq séances d'irradiations réglées à 1 milliampère, 20 c/m d'étincelle, 1/2 millimètre d'Al,, 8 minutes) est sans danger pour les tissus sains de l'œil.

VI. — Ce traitement semble présenter sur la tuberculinothérapie les avantages suivants :

Il est plus simple comme technique ;

Il n'expose à aucun danger de généralisation tuberculeuse ;

Il donne généralement des résultats extrêmement rapides.

VII. — Pour ces différentes raisons, nous croyons que le traitement radiothérapique doit constituer la méthode de choix dans le traitement de la tuberculose granuleuse irienne. En tout cas, puisqu'il n'expose à aucun risque, nous estimons qu'il doit être tenté avant tout autre. S'il échoue ou si les résultats n'apparaissent pas rapidement satisfaisants, il sera toujours temps de s'adresser à la tuberculinothérapie ; et même dans ce cas, grâce à une heureuse combinaison, il pourra toujours être un précieux adjuvant.

BIBLIOGRAPHIE

I. TUBERCULOSE IRIENNE

ALEXANDER. — Tuberculose primitive de l'iris (*Centralbl. f. p. Aug.*, juin 1884, et *Revue générale d'opht.*, 1884, p. 454).

ARCOLÉO. — *Annales d'oculistique*, 1870, t. LXIV.

BAUMGARTEN. — *Archiv. von Graef's*, 1878.

BOSSIS. — Tuberculose de l'iris (*Thèse de Paris*, 1893).

BUSSY. — Les méthodes thérapeutiques actuelles en tuberculose oculaire (*Journal de Médecine de Lyon*, avril 1920).

CORNIL. — Études expérimentales de Verneuil.

L. DOR. — *Gazette des hôpitaux*, juin 1904.

— *Clinique ophtalmologique*, avril 1919.

DELARUE. — Cours complet des maladies des yeux, p. 206, *Paris*, 1820.

DUYSE (VAN). — Guérison spontanée de la tuberculose irienne atténuée (*Arch. d'opht.*, 1892, p. 479).

— Compte-rendu à la Société Belge d'Ophtalmologie (*Arch. d'opht.*, 1900).

Encyclopédie d'ophtalmologie, t. VI, p. 101.

ÉPERON. — Étude clinique sur la tuberculose du tractus uvéal (*Archives d'ophtalmologie*, décembre 1883).

FONSAGRIVES. — Iritis d'origine tuberculeuse (*Thèse de Lyon*, 1904).

GALLENGA. — Journal de l'académie royale de médecine de Turin, 1885.

— Recueil d'ophtalmologie, 1885.

GOURFEIN. — Diagnostic de la tuberculose irienne par ponction de la chambre antérieure (*Revue Médicale de la Suisse Romande*, avril 1903).

GRADENIGO. — L'iritis tuberculeuse (*Annales d'oculistique*, t. LXIV, p. 171, 1870).

VON HIPPEL. — *Arch. f. p. ophtal.*, vol. L, 1900.

HIRSCHBERG. — Démonstration de préparations de tuberculose de l'iris (*Berl. Med. gesells*, octobre 1889).

— Tuberculose de l'iris (*Berl. Med. ges.*, 1890).

KALT. — *Bulletin Médical*, mars 1893.

LAGRANGE. — *Journal de Médecine de Bordeaux*, avril 1893.

— Tuberculose primitive de l'iris (*Arch. d'opht.*, 1895, p. 170).

LAPERSONNE (DE). — Étiologie de l'iritis (*Bulletin Méd.*, 1892).

MACKENSIE. — Traité de maladie des yeux, p. 482 (*Édition Française*, Paris, 1844).

PANAS. — Traité des maladies des yeux.

— *Journal de médecine et chirurgie pratiques*, 1887.

— *Tribune médicale*, 1889.

PÉCHIN. — Tuberculose de l'iris (*Arch. d'opht.*, 1899, p. 696).

POLLOCK. — Iritis tuberculeuse (*Glasgow. Med. Jour.*, février 1904).

ROHMER. — Tuberculose oculaire et tuberculine (*Soc. française d'opht.*, 1908).

ROLLET et AURAND. — Essai sur la tuberculinothérapie oculaire expérimentale (*Revue générale d'opht.*, janvier 1910).

SAMELSOHN. — *Berliner Klinis. Woch.*, 1879.

— *Annales d'oculistique*, 1880.

SCHIECK. — Recherches cliniques et expérimentales sur l'influence de la tuberculine sur la tuberculose irienne (*Arch. v. Graef*, p. 247, 1900).

SEILLON. — Contribution à l'étude de la tuberculose de l'iris (*Thèse de Lyon*, 1905).

VIGNES. — Iritis tuberculeuse (*Recueil d'opht.*, 1914).

WEILL. — Tuberculose de l'iris avec constatation de bacilles (*Arch. f. p. Aug.*, p. 96, 1897).

WOGTASIEWICZ. — Essai sur les rapports de la tuberculose oculaire avec la tuberculose générale (*Thèse de Paris*, 1886).

II. RADIOTHÉRAPIE OCULAIRE

Archives d'Électricité médicale, septembre 1904. — La protection des yeux contre les rayons X.

Archives d'Électricité médicale, années 1905, 1908, 1910.

BETTREMIEUX. — Rayons X en thérapeutique oculaire (*Clinique opht.*, juillet 1903.

— Protection du globe oculaire pendant les séances de radiothérapie oculaire (*Soc. Belge d'opht.*, avril 1906, et *Clinique opht.*, mai 1906).

BIRCH-HIRSCHFELD. — Die Wirkung der Rontgen und radiumstrahlen auf das Auge (*Arch. f. opht.*, LIX, 2, 1904, et *Archives d'opht.*, 1905, p. 561).

— Weiterer Beitrag zur Wirkung der Rontgenstrahlen auf das menscliche Auge (*Arch. j. opht.*, LXVI, 2, 1907, et *Revue générale d'opht.*, 1997, p. 449).

— Contribution à l'étude des dommages causés à l'œil humain par les rayons de Roentgen (*Clinique opht*, 1921, p. 447).

BRANDT. — Sensibilité de l'œil aux rayons X (*Revue générale des sciences de Paris*, novembre 1916).

BRAUNBERGER. — De l'utilité de l'emploi des rayons X en ophtalmologie (*Thèse de Paris*, 1903).

British Médical Journal, août 1898. — Discussion sur l'emploi des rayons X en ophtalmologie.

CHÁLUPECKY. — *Wiestnik f. ophtalmologuii*, 1897.

— De l'action des rayons de Roentgen sur l'œil et la peau (*Centralbl. f. Augenheilk*, août 1897).

COCHARD. — Radiothérapie du trachôme (*Thèse de Lyon*, 1921).

COULOMB. — Protection des yeux contre les rayons X (*Ophtal. Provinciale*, août 1906).

COWER. — Des rayons de Roentgen appliqués d'une façon intermittente dans les affections oculaires (*Ophtalmie Record*, juillet 1909).

DARIER. — Die Anwendung des Radiums in der Augenthérapie (*Opht. gesel. zûr Heidelberg*, 1905, p. 205).

— Introduction à l'étude des rayons X en thérapeutique oculaire (*Clinique opht.*, juillet 1903).

Darier. — Rayons X et radium en thérapeutique oculaire (*Clinique opht.*, janvier 1904).

Destot et Doh. — Sensibilité de l'œil aux rayons X (*Revue générale d'opht.*, 1897, p. 49).

Flemming. — *Alb, von Graef's, Arch. f. opht.*, LXXXIV.

Flemming et Krussius. — L'action de l'énergie rayonnante (radium), sur la tuberculose expérimentale de l'œil. (*Sté d'opht. de Hedielberg*, 1912, et *Archives d'opht.*, 1912, p. 54.

Haberland et Klein. — Action des rayons X sur le bacille tuberculeux, type humain (*Cliniq. Opht.*), 1921, p. 524).

D'Halluin. — L'énigme rœntgénienne. (*Journ. des sciences méd. de Lille*, juillet 1921).

Japiot et Bussy. — La radiothérapie dans la kératite interstitielle. (*Journal de radiologie*, mars 1921).

The Journal of advanced therapeutics, 1905. L'œil et les rayons X.

De Lapersonne. — Action des rayons X sur l'œil en thérapeutique oculaire. (*Arch. Opht.*, 1906, p. 126).

Lawson et Davidson. — Radiumthérapie in eye disease. (*British med. journal*, 1910).

Meyer. — De l'action des rayons X sur l'œil. (*Strahlenthérapie*, 1912).

Pardo. — Action des rayons X sur les affections oculaires. (*Arch. d'opht.*, 1905, p. 414).

Regaud et Nogier. — Autoimmunisation des tumeurs contre les rayons X, déductions thérapeutiques. (*VIIe. Congrès Intern. d'élect. et de radiologie méd., Lyon*, 29-31 juillet 1914).

Rollet et Mallot. — Rayons X et œil normal (*Sté d'opht. de Lyon*, 1914, et *Revue Glę d'opht.*, juillet 1914).

Scherer. — Conjunctivitis from X Rays.

— Incipient retinitis apparently due to the same cause. (*New-York, med. journ.*, septembre 1901).

Société royale des sciences médicales et naturelles de Bruxelles, 1896 : La sensibilité de l'œil aux rayons X. (in *Revue Gle d'opht.*, 1897, p. 177).

Sulzer et Chappé. — Eclairage des taies cornéennes par les rayons X. (*Annales d'oculistiq.*, 1918).

TERRIEN. — *Archives d'ophtalmologie* (Novembre 1908).
— Rapport à la Société Française d'ophtalmologie, 1919.

TRIBOUDEAU et LAFARGUE. — De l'emploi des rayons X dans la région oculaire. (*Archiv. d'élect. méd.*, décembre 1908).
— Action des rayons X sur le cristallin des animaux jeunes. (*Journal de méd. de Bordeaux*, 1907).

VAN DUYSE et DE NOBELÉ. — La protection de l'œil dans le traitement radiothérapique des parties voisines de cet organe. (*Arch. d'élect. méd.*, 1905, p. 880).

VAN LINT. — Accidents oculaires dus aux rayons X. (*Cliniq. Opht.*, 1910).

TABLE DES MATIÈRES

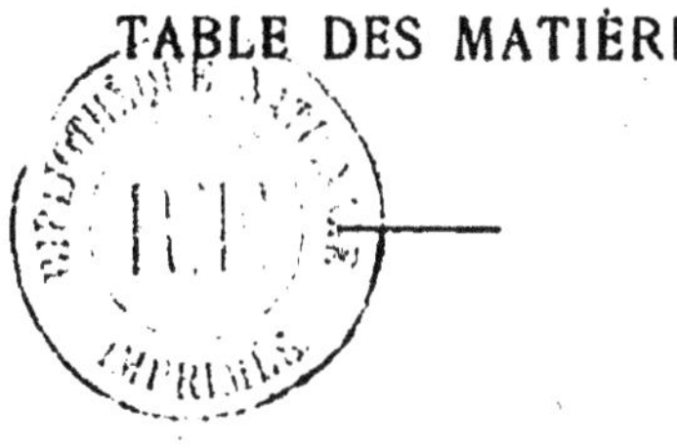

www.ingramcontent.com/pod-product-compliance
Ingram Content Group UK Ltd.
Pitfield, Milton Keynes, MK11 3LW, UK
UKHW020330220726
13923UKWH00003B/1489

9 782329 088921